書籍版

自分でできる！
人生が変わる
緑内障
の新習慣

[著]
平松類

ライフサイエンス出版

はじめに

　「あなたにできることはない」。緑内障になると、さもそう言われるかのように医師からは十分な説明がありません。すると、あなたは悲しい気持ちになるでしょう。しかし、できることはたくさんあります。

　実際の研究では「病気のことを知って治療を受ける人は治療効果が高い」ことが分かっています。本書では定期的に1回チェックするだけで緑内障を悪化させずに人生をより良くすごすことができる習慣を紹介します。また、研究では「一度得た知識は繰り返し、実践することで治療効果を高める」ことも分かっています。この書籍を使って緑内障治療のポイントを確認できれば、あなたは一生見える目を保てるでしょう。少しでもあなたの目を守るお手伝いができればと思っています。

毎日いっしょに目を
良くしていきましょう！

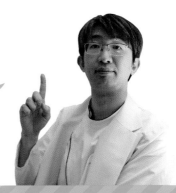

使い方

- ●おおよその回数や所要時間は記載してありますが、体調に応じて調整してください。
- ●指示がない場合は両目で行ってください。
- ●効果には個人差がありますが、継続することで効果が高まります。
- ●メガネやコンタクトレンズをつけていてもチェックできます。
- ⚠ 少しでも気になることがあれば主治医に相談しましょう。

日数

トレーニング・チェック

トレーニング・チェックの方法

ポイント

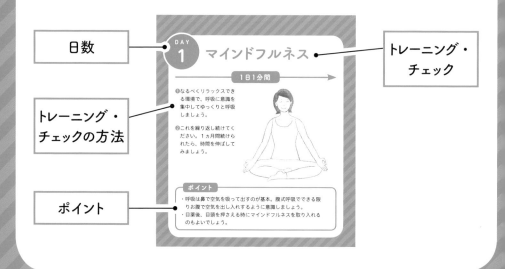

DAY 1 マインドフルネス

1日1分間

❶なるべくリラックスできる環境で、呼吸に意識を集中してゆっくりと呼吸しましょう。

❷これを繰り返し続けてください。1ヵ月間続けられたら、時間を伸ばしてみましょう。

ポイント
- ・呼吸は鼻で空気を吸って出すのが基本。腹式呼吸できる限りお腹で空気を出し入れするように意識しましょう。
- ・目薬後、目頭を押さえる時にマインドフルネスを取り入れるのもよいでしょう。

DAY 1 マインドフルネス

1日1分間 →

❶ なるべくリラックスできる環境で、呼吸に意識を集中してゆっくりと呼吸しましょう。

❷ これを繰り返し続けてください。1ヵ月間続けられたら、時間を伸ばしてみましょう。

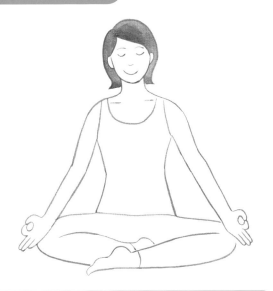

ポイント

・呼吸は鼻で空気を吸って出すのが基本。腹式呼吸でできる限りお腹で空気を出し入れするように意識しましょう。
・目薬後、目頭を押さえる時にマインドフルネスを取り入れるのもよいでしょう。

DAY

2

アムスラーチャート

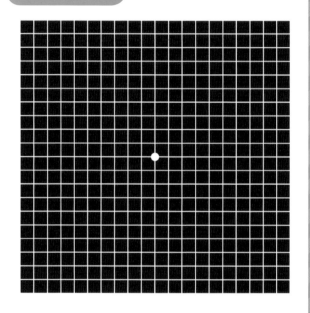

1日1回

❶ このページを目から
30cm離し、片方の目
でアムスラーチャート
の中央の白い点を10
秒ほどじっと見つめま
しょう。

❷ もう片方の目でも同様
の方法でアムスラーチ
ャートを見つめてくだ
さい。

ポイント

・アムスラーチャートは見え方に影響する中心10度の視野と
関連します。ぼやけたり、ゆがんだり、欠けて見える場合は
要注意。早めに眼科に相談しましょう。

DAY 3 — 今日起こった良かったことを3つ書く

1日1回 →

寝る前に今日起こった良かったことを3つ書き出してみましょう。

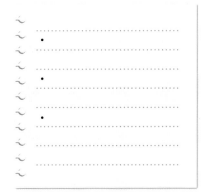

ポイント

・DAY③を実践することで、緑内障がつらいと感じた時でも、あなたの人生の幸福度を高めてくれます。

DAY 4 近見視力チェック

1ヵ月1回 →

このページを30cm離して指標を見てください。どこまで見えるか毎月チェックしてみましょう。

0.1	O	C	U
0.3	ᴐ	ᴑ	ᴗ
0.5	ᵒ	ᵒ	ᶜ
0.8	ᵒ	ᵓ	ᵒ
1.0	ᵒ	ᵒ	ᵓ

ポイント

・近視の進行は緑内障に影響を与えるので定期的にチェックしてください。

遠近トレーニング

遠くの目標物と近くの目標物を10秒間ずつ交互に見てください。
これを10回繰り返しましょう。

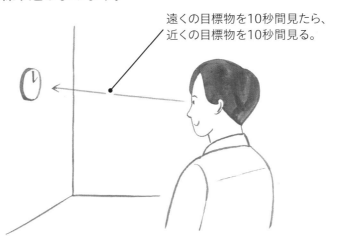

遠くの目標物を10秒間見たら、
近くの目標物を10秒間見る。

ポイント

・年齢を重ねると老眼により手元が見えづらくなることがあります。緑内障になると目の不調を強く感じやすくなるので定期的なチェックをしてください。

血圧チェック

1日1回

朝起きたら血圧をチェックしましょう。

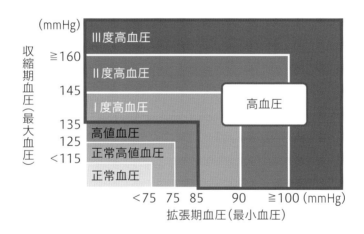

（家庭血圧、『高血圧治療ガイドライン2019』より作図）

ポイント

・血圧が高い人ほど眼圧が高くなる傾向があるので注意しましょう。

大切な一言
目を良くするのは
人生を良くするため

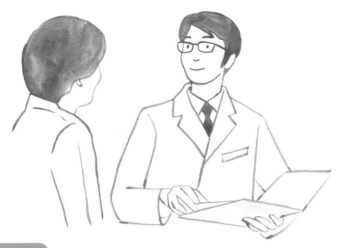

ポイント

・緑内障になると目のことばかりに気をとられがちです。でも、目を良くするのはあなたの人生を良くするため。この言葉を頭に入れておけば、どうやったらより良い人生になるかを常に意識することができます。

DAY 8　温罨法
おんあんぽう

1日1回 →

濡れたタオルを電子レンジ（500w）で30〜60秒間温めて5分間程度目の上に置きましょう。

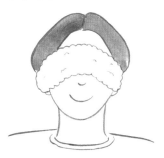

ポイント

・緑内障は目薬の副作用で目が荒れやすいので、目を温めるのは眼精疲労とドライアイの改善に効果的です。
・入浴の際に浴槽の湯にタオルを浸して絞り、目に置くことでも代用可能です。
・まぶたが腫れている時、アレルギーや感染症の発症時、手術後などは血流が良くなり、症状が悪化するので控えてください。

乱視チェック

1ヵ月1回 →

❶ このページを30cm以上離して片目で放射線を見てみましょう。

❷ もう片方の目もチェックしてください。

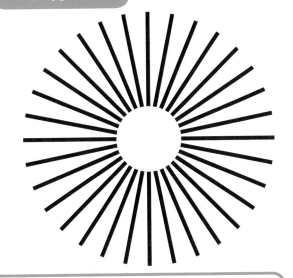

ポイント

・乱視になると線の一部だけ濃淡が違って見えたり、太さが異なって見えます。

・緑内障だと思っていたら乱視で見えにくくなっていることがあります。また、加齢や緑内障手術後などに乱視が進むこともあります。

DAY
10
知識のアウトプット

1日1回

緑内障の情報を得たら、ブログや日記などに箇条書きをしてみましょう。

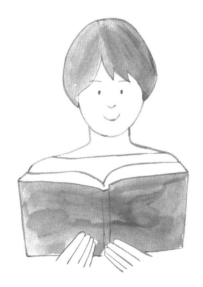

ポイント

・知識の整理は緑内障の治療効果を高めます。

目の疲れチェック

1ヵ月1回

❶緑の丸を30秒間見つめてください。

❷①の後、白地に白丸の図を見ると赤紫の丸が見えるかどうかを
　チェックしてください。

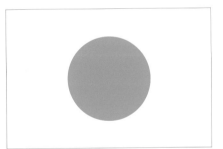 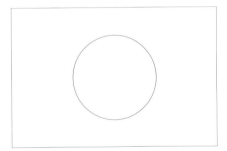

ポイント

・目の酷使が緑内障に良くないと思っていてもついつい目を使
　ってしまうもの。このチェックをすれば、目の疲労を実感
　し、目をいたわるようになります。

全身体操

1日1セット

❶ 上方に背伸びをして力を抜き、両腕を前後にゆっくり回転させましょう。

❷ 肩幅に足を開いてゆっくりと前屈してから上半身を後ろに反らしましょう。

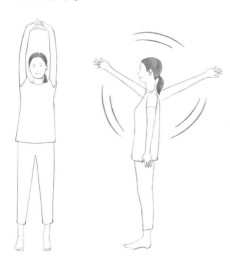

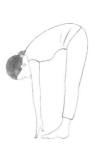
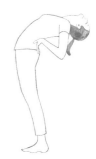

❸ ①と②を何度か繰り返してください。

ポイント

・身体全体の緊張がほぐれ、目の血流が良くなります。

DAY 13 点眼方法のチェック

1日1回

❶手を洗い、目薬のふたをとり、下まぶたを指で引きながら目をあけて目薬を1滴入れましょう。

❷目薬を差した後は目を閉じ、1分間程度目頭を押さえましょう。

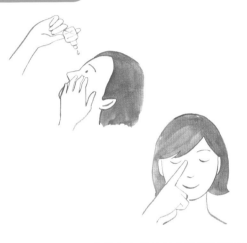

ポイント

・正しい点眼方法をマスターするだけで緑内障の治療効果が高まります。
・雑菌が増えるので容器の先がまつげや眼球に当たらないように注意してください。
・目薬をぬぐいたい場合はアルコールがふくまれていない清浄綿（クリーンコットンなど）を使ってください。

DAY 14

大切な一言
99%の人は失明しない

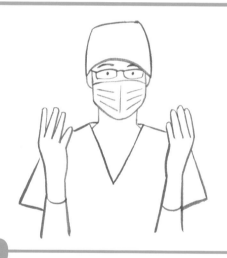

ポイント

・初期や中期で緑内障が見つかり、積極的に治療に取り組んでいる人は99％失明しません。現在は目薬や手術など新しい治療方法が開発されています。したがって、失明する1％に入るのではないかと、怯えながらすごすのは得策ではありません。未来に希望を持ちましょう！

DAY 15 目の際シャワー

1日1回

目の際に水で濡らした綿棒を当てて、目頭から目尻へやさしくなぞってみましょう。

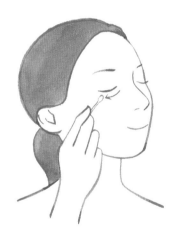

ポイント

・緑内障になると点眼などで目の表面が荒れることがありますが、目の際をきれいに保つことで目の表面の荒れを防ぐことができます。

盲点チェック

❶左目を閉じて右目で黒い丸を見ながら、本書を近づけたり、遠ざけたりしてみましょう。ある場所でオレンジの三角形が見えなくなります。そこが盲点です。

❷右目を閉じて左目でオレンジの三角形を見ながら、同様の方法を繰り返してください。

ポイント

・人間には盲点という見えていない場所があります。この盲点を実感することで視野に関する理解が深まります。

毎日笑おう

1日1回

笑顔をつくってみましょう。

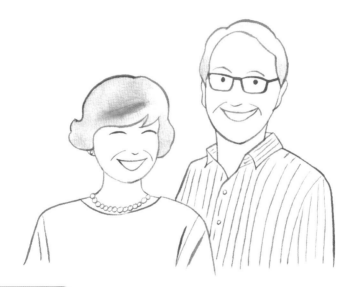

ポイント

・笑顔になると自律神経が整い、緑内障のみならず目に良い影
響を与えます。

遠見視力チェック

このページを3m離して指標を見てください。どこまで見えるか
毎月チェックしてみましょう。

0.3			
0.5			
0.8			
1.0			

おしっこチェック

1日1回

朝起きたら脱水症状になっていないかトイレでおしっこの状態を
チェックしましょう。

問題なし。
普段通りに水分を摂りましょう。

問題なし。
コップ1杯の水分を摂りましょう。

1時間以内に250mlの水分を摂りましょう。
屋外にいる、あるいは発汗していれば、500ml
の水分を摂りましょう。

今すぐ250mlの水分を摂りましょう。
屋外にいる、あるいは発汗していれば、500ml
の水分を摂りましょう。

今すぐ1000mlの水分を摂りましょう。
この色より濃い、あるいは赤／茶色が混じって
いたらすぐ病院へ行きましょう。

（厚生労働省ホームページより）

ポイント

・脱水症状は血流を悪くするので注意してください。

DAY 20 モーニングルーティン

❶顔を洗いましょう。

❷朝食をきちんと摂りましょう。

❸体重を測って急な増減がないかチェックしましょう。

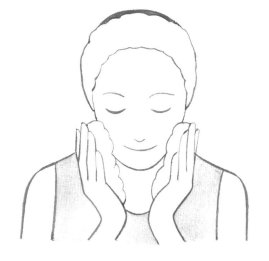

ポイント

・目やにがついていると目薬の効果が半減するため、目薬前に洗顔をするとよいでしょう。

・血糖値の急な上昇は視神経にダメージを与えます。朝食は適度な量をバランス良く摂ってください。

DAY 21

大切な一言
緑内障に支配されない

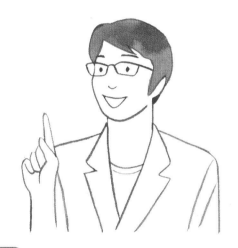

ポイント

・視野や眼圧の検査結果は、良い場合もあれば悪い場合もありますが、一喜一憂しすぎると心身が疲れてしまいます。緑内障に支配されずに少しでも気を楽にして治療に取り組みましょう。

DAY
22

パームアイ

1日1回

手を軽く10回こすり、手をカップ状にして目の周りを包み込み、30秒間〜1分間程度温めましょう。

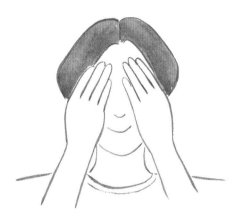

ポイント

・目を温めることで血流が良くなり、眼精疲労も緩和されます。
・場所を気にせず、手軽に目を温めることができます。

セルフスキャン

1日1回

マインドフルネス（DAY①）を行いながら、頭の先から足の先まで自分の身体の状態をイメージして異常を感じないかチェックしましょう。

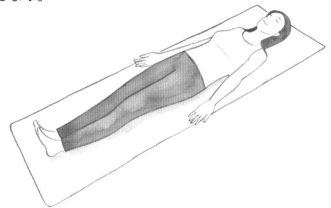

ポイント

・DAY㉓を行い、現在の身体を客観的にチェックしてみましょう。今まで気づかなかった症状の変化や治療の改善点に気づくようになるはずです。

DAY 24 白内障チェック

1ヵ月1回

このページを目から30cm離して片方の目で左から順に文字を見ましょう。

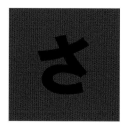  

ポイント

・文字が1個でも読めない場合は水晶体が濁っていて白内障の可能性があります。

・緑内障は白内障を併発することがあります。白内障になると、コントラストが少ない色の組み合わせの判別が難しくなり、見えにくくなります。

DAY 25 有酸素運動

週3回 ⟶

ウォーキング・ジョギング・ランニングなどの激しくない運動を
30分間程度行いましょう。

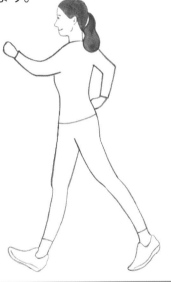

ポイント

・有酸素運動で血流を良くすれば緑内障の悪化の原因となる視
神経へのダメージを防ぐことができます。

DAY 26 体重チェック

朝起きたら体重を測りましょう。

身長	適正体重
180cm	59〜74kg
170cm	53〜66kg
160cm	47〜58kg
150cm	41〜51kg

緑内障によい身長ごとの体重（BMI18〜23）

ポイント

- 適正体重はBMIで表されます。BMIと緑内障には相関関係があるので、適度な体重をキープしましょう。
- 体重は変動するので朝トイレに行った後に測るとよいでしょう。
- ※BMIは肥満度を表す指標。
  体重（kg）÷（身長〈m〉の2乗）で算出される値。25以上が肥満。

目の位置チェック

❶ 片目を手で隠して目の位置にずれがないかチェックしましょう。

❷ もう片方の目も同様の方法でチェックしてください。

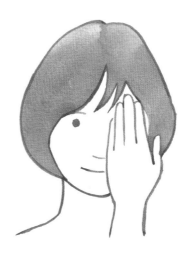

ポイント

・緑内障で見えづらくなると目の機能が休んでいる状態になり、目が外側に向いてしまうことがあります。目の位置をチェックすることで目のずれの左右差が分かります。手元を見る時に目が疲れてしまうので定期的にチェックしてください。

DAY 28 目薬の本数チェック

1ヵ月1回

次回の診察まで足りるか、目薬の数をチェックしましょう。

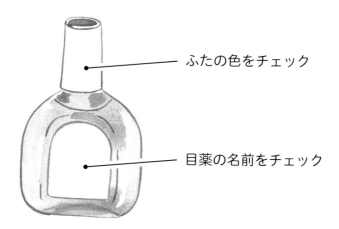

ふたの色をチェック

目薬の名前をチェック

ポイント

・次回の診察までに必要な目薬の本数をメモして医師に渡すと
　診察がスムーズになります。病気の現状について話す時間が
　確保しやすくなるのでおすすめです。

ナイトルーティン

1日1回

❶寝る前はスマートフォン
やパソコンを見ないよう
にしましょう。

❷間接照明を使い、電気機
器のライトなどをなるべ
くシャットアウトしまし
ょう。

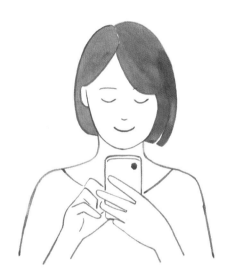

ポイント

・スマートフォンやパソコンのブルーライトは睡眠の質を下
げます。
・睡眠前は目を休めるために音声だけを聞いたり、目を使わな
い作業をするとよいでしょう。

睡眠の量と質チェック

睡眠時間は7〜9時間を目安に、角度が15度程度になるような枕を選びましょう。

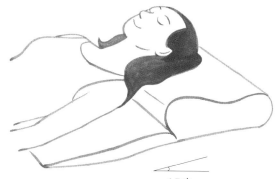

15度

ポイント

・うつぶせの姿勢になると、目が枕に当たって眼圧が上がることがあるため、就寝時には保護メガネをするとよいでしょう。

・いびきと呼吸が止まってしまう睡眠時無呼吸症候群は、緑内障を悪化させるので注意してください。

大切な一言
これをやっている
あなたは大丈夫

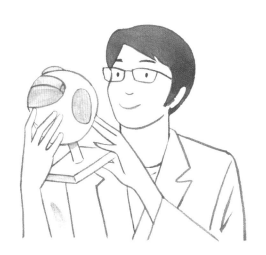

ポイント

・この本を使って治療に取り組んでいるあなたは、そうでない
人よりも確実に治療効果が高まっています。ぜひ自分を信じ
て治療に取り組んでいただければと思います。

著者略歴

平松 類（ひらまつ るい）

二本松眼科病院副院長。医学博士・眼科専門医。北海道から沖縄まで全国各地および北米や東南アジア、ヨーロッパなど世界各国から患者が集まり、手術をはじめとする積極的な緑内障治療をしている。

著書に『1日3分見るだけでぐんぐん目がよくなる！ ガボール・アイ』『自分でできる！ 人生が変わる緑内障の新常識』、最刊に『1日3分まちがいさがしで目がよくなる！ ガボール・アイ』など。「おはよう日本」「あさイチ」「名医のTHE太鼓判！」「主治医が見つかる診療所」「ジョブチューン」などTV出演多数。Yahooニュースの眼科医として唯一の公式コメンテーター。YouTubeチャンネル「眼科医平松類『二本松眼科病院』」は、19万人以上の登録者で緑内障の最新情報を発信中。

イラスト 服部 あさ美
デザイン 掛川 竜
DTP 大内 かなえ
編集 奥村 友彦

【書籍版】 自分でできる！ 人生が変わる緑内障の新習慣

2023年8月30日 第1刷発行
著 者 平松 類
発行者 須永 光美
発行所 ライフサイエンス出版株式会社
　　　 〒105-0014 東京都港区芝 3-5-2
　　　 TEL 03-6275-1522（代） FAX 03-6275-1527
　　　 https://lifescience.co.jp
印刷所 大村印刷株式会社

Printed in Japan
ISBN 978-4-89775-469-7 C2047
© ライフサイエンス出版 2023